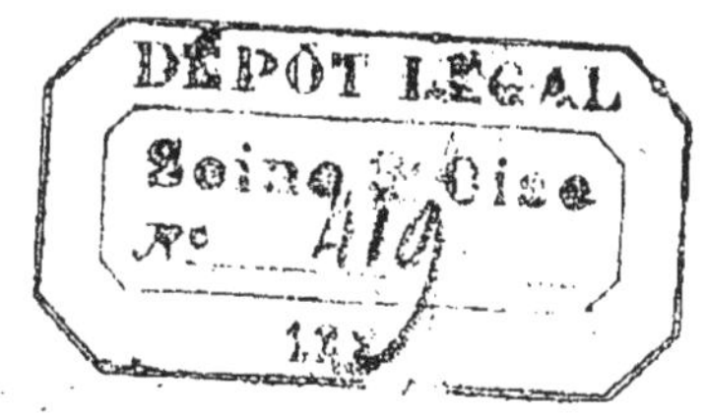

DÉPÔT LÉGAL
Seine & Oise
No 419

AF311280

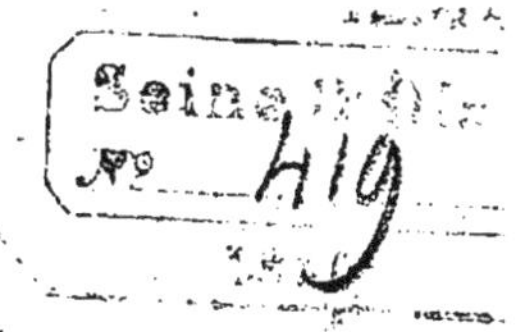

EXCROISSANCES POLYPEUSES

DE

L'URÈTHRE SYMPTOMATIQUES DE LA TUBERCULISATION

DES

ORGANES URINAIRES CHEZ LA FEMME

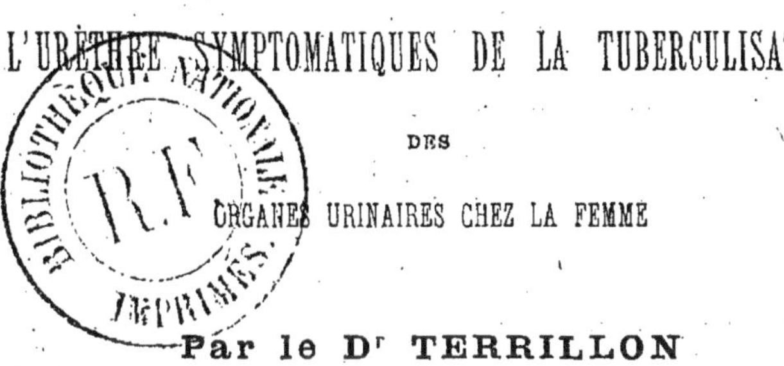

Par le Dr TERRILLON

CHIRURGIEN DES HÔPITAUX

Depuis que Scharp a décrit, le premier, en 1750, les petites excroissances douloureuses qui se développent fréquemment à l'orifice de l'urèthre chez la femme, un grand nombre d'auteurs ont étudié cette affection. Les noms variés, avec lesquels on a essayé de les caractériser, prouvent qu'on n'est pas absolument fixé sur leur nature et sur leur signification pathogénique : tumeurs vasculaires, hémorrhoïdes uréthrales, polypes muqueux, papillomes, telles sont les différentes dénominations qu'on leur a appliquées.

L'expression de papillomes est certainement celle qui correspond le mieux à leur structure histologique. Mais, cependant, je me servirai principalement de l'expression la plus anciennement et la plus généralement employée parce qu'elle ne préjuge en rien la nature intime de la tumeur ; je les décrirai sous le nom d'excroissances polypeuses. Jusqu'à ce jour, on les a presque toujours regardées comme des productions idiopathiques survenant sans causes bien appréciables, et les méthodes de traitement qu'on a employées contre elles ont toujours été locales.

Quelques observations, que j'ai pu recueillir dans les hôpitaux, me permettront de démontrer que non-seule-

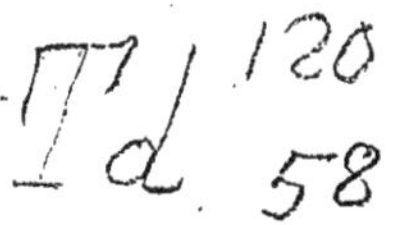

ment les excroissances de l'urèthre ne constituent pas toujours une affection isolée et d'un pronostic relativement bénin, mais que, dans certains cas, elles accompagnent une affection des plus graves : la tuberculisation de l'urèthre, de la vessie et des organes urinaires en général.

J'ai déjà eu l'occasion de signaler au Congrès de l'Association pour l'avancement des sciences, qui s'est réuni à Montpellier en 1879, les conclusions auxquelles m'avaient conduit les observations que j'avais recueillies. — Le but de ce mémoire est donc de développer ces conclusions, de faire voir quelles sont les preuves qui m'ont servi à les établir, et de donner dans tout leur détail, les observations qui en ont été le point de départ.

J'ai recherché avec soin dans les auteurs qui ont écrit sur les fongosités uréthrales de la femme et aussi dans ceux qui ont étudié la tuberculisation des organes urinaires, espérant y rencontrer quelques documents sur la question qui m'occupe. Malheureusement, sauf quelques observations dans lesquelles j'ai pu reconnaître, sans aucun doute, l'ensemble des symptômes que j'ai étudiés plus haut, je n'ai pu rencontrer que quelques indications assez vagues qui méritent cependant d'être signalées.

A propos des végétations uréthrales, quelques-uns, après avoir parlé du pronostic relativement bénin de cette affection, ont déclaré cependant que, dans quelques cas, cette affection pouvait devenir sérieuse, qu'elle pouvait se compliquer d'affections plus profondes. Ainsi, M. Blum n'a pas craint d'écrire à ce propos : « Le pronostic ne laisse » pas que de présenter une certaine gravité. Souvent, » l'affection est méconnue et peut donner lieu à des cystites » ou à des troubles généraux graves. Enfin, il est à cons- » tater que, dans certains cas, la maladie est sujette à ré- » cidive (1). »

Ainsi, la gravité de l'affection et son caractère souvent rebelle, étaient nettement indiqués. Mais aucun auteur ne

---

(1) *Des affections de l'urèthre chez la femme.* Arch. gén. de méd., 1877, t. 30, p. 318.

s'était demandé, si ces soi-disant accidents secondaires ne
constituaient pas une affection particulière dont la fon-
gosité n'était qu'un épiphénomène. Il est vrai que la tuberculisation des organes urinaires de la femme était peu étu-
diée, et, jusqu'ici, très souvent méconnue. La récidive elle-
même constituait un caractère sérieux de l'affection qui
aurait pu faire penser que, derrière elle, existait une altération primitive et persistante.

Le Dr West, dans son traité des maladies des fem-
mes (1), a signalé des cas dans lesquels l'affection paraissait reconnaître une vaginite ou une gonorrhée, et il ajoute
que ce sera une preuve en faveur de l'opinion de Scanzoni
qui admettait que, dans quelques cas, ces végétations dé-
pendaient d'une uréthrite chronique. Ceci est donc une
preuve que, déjà, ces auteurs avaient remarqué la relation
entre la production des fongosités et l'irritation du canal.

Si on examine maintenant les travaux qui ont été faits
sur les affections tuberculeuses des organes urinaires chez
la femme, on ne trouve aucune indication bien nette de la
coexistence des fongosités uréthrales. Un seul passage du
livre de West peut faire croire qu'il a observé des productions analogues dans l'urèthre (2) : « dans ce cas, la ma-
» ladie avait atteint même l'urèthre dont les parois étaient
» extrêmement amincies, puisque sa membrane interne
» était détruite par l'ulcération et de nombreuses excrois-
» sances verruqueuses ou granulations recouvraient sa
» surface. »

Ce fait ressemblerait donc beaucoup à celui que je rapporte et dans lequel l'autopsie est relatée. Ici, il existait
également des excroissances et des ulcérations accompagnant une cystite tuberculeuse type. Dans le même article,
cet auteur a soin de faire remarquer que la tuberculisation
des organes génitaux urinaires est méconnue, le plus
souvent, parce que l'affection dure longtemps et que l'on

---

(1) West and Duncan. *Diseases of Women*, 4e édit. Lond., 1879,
p. 614.
(2) *Loc. cit.*, p. 596.

voit les malades à des périodes variables de la maladie.

Guebhard, dans une thèse fort bien faite, intitulée : *Etude sur la cystite tuberculeuse*, a fait la même remarque, et il a soin de montrer que si la tuberculisation de la vessie chez la femme est plus rare que chez l'homme, elle est certainement très souvent méconnue, et que cette rareté relative ira probablement en diminuant lorsque l'attention sera attirée sur elle.

Enfin, je signalerai un excellent article sur la tuberculisation des organes urinaires que M. le Dr Tapret vient de publier dans les *Archives générales de médecine.*

On y trouvera, tracés d'une façon très complète, les symptômes de la tuberculisation de la vessie et de l'urèthre chez la femme ; mais il ne fait aucune mention des végétations de l'urèthre.

D'après cela, il n'est donc pas étonnant que l'affection que j'étudie actuellement n'ait pas été rapportée à sa cause véritable, puisque cette dernière était elle-même presque toujours méconnue.

La *symptomatologie* des excroissances fongueuses de l'urèthre accompagnant la tuberculisation de l'urèthre et de la vessie comprend deux choses distinctes : d'une part, l'étude de ces productions elles-mêmes et des caractères qui leur sont propres ; d'autre part, l'ensemble des phénomènes qui sont propres à la cystite et à l'uréthrite tuberculeuses.

Tantôt, les symptômes de ces deux processus sont réunis, tantôt, au contraire, existant seuls pendant une certaine période de l'affection, ils peuvent, comme cela est arrivé jusqu'à présent, conduire à une erreur d'interprétation. Mais, pour étudier tous ces symptômes, il faut autant que possible, les séparer de façon à les rendre plus distincts et plus facilement reconnaissables.

Les fongosités se présentent ordinairement au niveau de l'orifice uréthral. Elles sont saillantes, pédiculées. Rarement isolées, elles forment le plus souvent une couronne plus ou moins régulière autour de l'orifice du méat. Dans les cas les plus accentués, elles sont réunies en masse, et forment une véritable tumeur saillante d'aspect framboisé, d'un rouge vif, au centre de laquelle on trouve difficilement l'orifice de l'urèthre masqué par ces productions papilliformes. Un des caractères les plus saillants de cette affection, consiste dans la sensibilité exquise dont les fongosités sont le siége. Le moindre attouchement, le moindre frôlement, le passage de l'urine suffisent pour provoquer des douleurs extrêmement vives qui rendent la vie insupportable. Cette hyperesthésie peut s'étendre dans le voisinage et provoquer, du côté de l'orifice vulvaire, les symptômes du vaginisme le plus aigu ; tels sont les caractères ordinaires des fongosités situées à l'extérieur. Elles peuvent occuper non seulement l'orifice, mais aussi toute l'étendue du canal de l'urèthre. Elles provoquent alors un véritable rétrécissement de ce canal, rétrécissement qui est caractérisé par l'écoulement difficile de l'urine et par la difficulté de l'introduction de la sonde. Cet instrument, en parcourant la longueur du canal ainsi obstrué par les papilles saillantes et très vasculaires, provoque des douleurs extrêmement vives, et souvent un écoulement de sang plus ou moins abondant. Enfin, les fongosités intra-uréthrales peuvent donner lieu à un autre signe, c'est la saillie très appréciable formée par l'urèthre au niveau de la paroi antérieure du vagin, saillie qu'il est facile de constater avec le doigt.

Tels sont les symptômes classiques des fongosités isolées, tels qu'on les décrit ordinairement. On peut y ajouter la présence d'un suintement séro-purulent, la douleur à la miction, quelquefois même, un peu de vaginite et de leucorrhée concomitantes, symptômes qui n'ont qu'une importance médiocre s'ils ne sont pas très accentués. Dans le cas où la production d'excroissances reconnaît pour cause l'évolution d'une tuberculose de la muqueuse urinaire, on voit survenir une série d'autres phénomènes qui pourront permettre de remonter à cette étiologie.

Dans une période plus avancée, l'écoulement séro-purulent devient assez abondant, les premières gouttes d'urine contiennent une certaine quantité de pus, le ténesme vésical devient de plus en plus pressant, les douleurs sont persistantes après la miction ; enfin, on voit bientôt apparaître les symptômes ordinaires de la cystite purulente tuberculeuse.

L'urine devient muco-purulente et rapidement fétide.

Les envies d'uriner sont très fréquentes, la malade se plaint de douleurs au-dessus du pubis, dans la région du bas-ventre, l'état général s'altère à mesure que la tuber-culisation augmente, et, enfin, au bout d'un temps plus ou moins long, la malade meurt, quelquefois sans avoir présenté de symptômes pulmonaires très prononcés.

Cet ensemble symptomatique, lorsqu'il est très accentué, permet de reconnaître assez facilement la nature et la gravité de l'affection. Aussi, ai-je pu, dans deux cas, faire le diagnostic de la tuberculisation.

Quelquefois, au début de leur apparition, les fongosités paraissent être parfaitement isolées et indépendantes de toute lésion profonde. Elles semblent donc précéder la tuberculisation ou plutôt être une conséquence rapide du développement des granulations dans l'urèthre. Mais alors elles s'accompagnent déjà d'un écoulement uréthral séro-purulent abondant, analogue à la blennorrhée qui précède souvent l'apparition des symptômes ordinaires de la tuberculisation du col de la vessie chez l'homme. Dans d'autres cas, elles pourraient n'apparaître que quelque temps après les débuts des symptômes de tuberculisation, cependant la lecture de mes observations tendrait à prouver que le premier cas est le plus fréquent.

J'aurais donc une grande tendance à admettre que ces formations papillaires reconnaissent ordinairement pour cause, une irritation produite par l'uréthrite qui accompagne le développement des granulations tuberculeuses et des ulcérations dans le canal de l'urèthre et au niveau du col de la vessie. Nous aurions donc là un phénomène purement secondaire et leur apparition ne serait qu'un épiphénomène se rattachant à une lésion antécédente et de nature bien différente.

Un caractère des plus importants et sur lequel je désire appeler spécialement l'attention, car il indique bien selon moi le développement consécutif de ces excroissances, c'est leur ténacité, et la facilité avec laquelle elles peuvent récidiver.

En effet, on peut voir dans les observ tions, que toujours l'intervention chirurgicale, quelle qu'elle soit, n'a amené qu'un soulagement nul ou seulement momentané. Même, quand elles ont été enlevées largement, quand l'orifice de l'urèthre a été débarrassé par une opération comme dans l'observation de M. Polaillon (obs. IV), on voit que tous les phénomènes persistent et que d'autres interventions chirurgicales plus profondes n'amènent pas un meilleur résultat. L'intervention a même quelquefois donné une acuité plus grande aux symptômes vésicaux, et fait craindre à ceux qui avaient fait une dilatation de l'urèthre ou du col vésical que leur opération n'ait provoqué une cystite traumatique. Mais, cette dernière affection, quand elle n'est pas entretenue par un corps étranger, ne présente jamais un caractère aussi grave et aussi rebelle que celle qui est produite par la tuberculisation.

Nous avons vu qu'un des caractères les plus importants de la tuberculose de la vessie et de l'urèthre est l'acuité toujours persistante des phénomènes de cystite purulente. Or, comme la tuberculisation de ces organes est encore peu connue au point de vue clinique, comme, jusqu'à présent, on avait peu appelé l'attention sur elle, nous voyons que, dans les cas qui nous occupent, la cystite a presque toujours été considérée comme secondaire à la présence ou même au traitement du polype, et que souvent même on la croyait symptomatique d'un calcul ou d'un corps étranger.

La connaissance des observations que je rapporte actuellement permettra d'éviter l'erreur dans un certain nombre de cas.

Elle aura même l'avantage de permettre d'établir d'emblée le diagnostic de tuberculose au début, surtout, lorsqu'on verra apparaître des troubles vésicaux.

Mais surtout, on évitera ainsi l'erreur qui consiste à

prendre cette cystite tuberculeuse pour une cystite symptomatique d'un corps étranger ; surtout lorsqu'on aura exploré méthodiquement la vessie, ce qu'il est bon de ne jamais négliger.

Aussi, j'ai pu dans un cas (Observations III et IV) faire le diagnostic de la tuberculose par la coexistence des polypes de l'orifice de l'urèthre avec la cystite purulente douloureuse, cette affection ne pouvant jamais, à l'état de simplicité, être considérée comme secondaire à la production de polypes urèthraux, malgré l'opinion contraire de plusieurs auteurs.

Obs. I. — Marie X..., âgée de 29 ans, religieuse, entre dans le service de M. Gosselin, hôpital de la Charité, salle Sainte-Catherine, n° 27, 5 avril 1869.

Etant surveillante dans une prison de Strasbourg il y a quelques mois, elle fut soumise à un travail exagéré et habitait une chambre humide et froide. Bientôt elle éprouva des douleurs violentes dans le bas-ventre, des envies fréquentes d'uriner, et, après la miction qui était douloureuse, elle était incommodée par une sensation de pesanteur et de cuisson insupportable.

Les phénomènes d'abord légers, et relativement peu fréquents, allèrent en augmentant progressivement, jusqu'à produire un ténesme presque constant. Elle urinait tous les quarts d'heure, avait la sensation d'une brûlure le long du canal de l'urèthre et à l'orificedu méat. Le moindre attouchement à ce niveau était extrêmement pénible. L'urine devint trouble, sanguinolente.

Le professeur Stoltz (de Strasbourg) lui administra plusieurs médicaments, entre autres la térébenthine, mais sans procurer de soulagement réel ni durable.

La malade maigrit beaucoup en peu de temps, elle avait une insommie insupportable et des palpitations violentes. Tous ces symptômes paraissaient augmenter au moment des règles. Les urines n'ont jamais contenu de sable.

A son entrée à la Charité, on constate les symptômes suivants :

Cette femme, grande et d'apparence vigoureuse, a cependant tous les attributs de la scrofule. On voit qu'elle a maigri beaucoup et qu'elle porte les traces d'une souffrance prolongée. Les envies d'uriner reviennent toutes les dix minutes, l'urine est trouble au moment de la miction. En la laissant déposer, on trouve au fond du vase un dépôt blanc opaque, surmonté quelquefois d'une autre couche distincte un peu moins épaisse, d'apparence gélatineuse demi-transparente. La quantité totale d'urine rendue en 24 heures est normale.

L'examen des organes génitaux permet de constater que la membrane hymen est intacte. L'orifice du méat est rouge et masqué en partie par de petites fongosités rouges, peu saillantes, très sensibles au toucher, et à la surface desquelles s'écoule un peu de pus venant du canal.

Ce dernier paraît épaissi quand on l'explore en passant le doigt sur la partie antérieure du vagin. L'introduction d'une sonde est très pénible, et fait écouler un peu de sang. Elle ne fait constater ni calcul ni corps étranger.

7 avril. On donne à la malade 0,75 cent. de bromure de potassium et douze gouttes de laudanum en lavement. — 8 *avril.* La malade n'est nullement soulagée, on augmente le bromure (1 gr.) — 9 *avril.* Elle est peu soulagée, le ténesme est toujours très violent et très fréquent, l'insomnie la fatigue beaucoup. La marche la soulage un peu, ainsi que la station debout. Bromure 1 gr. 50. — 10 *avril.* Amélioration légère. Les urines sont moins troubles. La malade a passé une partie de la nuit à marcher pour se soulager. Les cuissons de l'orifice de l'urèthre sont surtout très pénibles. — 15 *avril.* Bromure de potassium 3 gr. Lavement purgatif.

Les douleurs sont encore plus vives. La malade est obligée de rester sur le vase pendant plusieurs heures. Le calme dure à peine sept à huit minutes. Les urines sont plus troubles qu'à son entrée. Le dépôt constitué un quart de la totalité, et le reste est encore trouble. On la sonde de nouveau sans trouver aucune cause. — 25 *avril.* Même état. M. Richet vient avec M. Gosselin pour faire une nouvelle exploration, mais sans résultat. L'urine est trouble, le dépôt filant. — 28 *avril.* A deux heures, la malade est prise d'un frisson prolongé suivi de chaleur et de sueur, qui dure jusqu'à la nuit. Toujours même état, bromure 4 gr.

Benzoate de soude 9 gr. On se propose de cautériser la vessie et l'urèthre.

2 mai. Injection de 60 gr. d'une solution de nitrate d'argent de $\frac{2}{120}$; cette injection est très douloureuse, les douleurs persistent pendant 6 à 7 heures, la sécrétion urinaire ne paraît pas sensiblement modifiée. — 4 *mai.* Deuxième injection plus faible, $\frac{1}{100}$, un peu moins douloureuse. Benzoate de soude 2 gr. — 6 *mai.* Troisième injection de $\frac{1}{100}$. Amélioration peu sensible, la malade mange un peu plus que les jours derniers, mais sommeil toujours difficile. Douleurs analogues, urines très troubles avec dépôt abondant de pus de mucus. — 8 *mai.* Quatrième injection. 75 cent. de n. arg. Pour 100 gr. d'eau. 2 gr. benzoate de soude. Douleurs vives après l'injection, toujours pus et mucus abondant dans l'urine. Besoin d'uriner toutes les 10 m. Jusqu'au 15 *mai.* Injections analogues avec $\frac{1}{100}$, même effet, aucune amélioration sensible. La malade s'affaiblit peu, mais maigrit.

16 *mai.* On cesse les injections. Toujours même état, aucune amélioration. — 31 *mai.* Après avoir lavé la vessie et essayé de faire séjourner une certaine quantité d'eau pour permettre l'exploration, on fait avec un instrument particulier une incision du col après anesthésie par l'éther (à 6 h.).

La nuit est assez bonne, on fait 3 injections d'eau tiède.

1er *juin* Le matin, bon état, peau fraîche. Langue bonne. Pas de frisson. Douleurs peu cuisantes. Pouls 112. Dans la nuit frisson (on met une sonde a demeure). — *2 juin*. Même état. — *3 juin*. Frisson dans la nuit, moins de douleur ; on enlève la sonde. Pouls 128. — *4 juin*. Moins de douleurs. — Pouls 108. — Elle dort un peu. — *Du 5 au* 9. Amélioration, moins de douleurs, pas de fièvre pendant 3 ou 4 h., elle peut retenir son urine. On cesse toute médication interne. — *10 juin*. 3 pilules de térébenthine de 0,15 avec 0,01 d'ext. thébaïque.

15 juin. Amélioration légère du côté de la vessie. La fièvre est moins vive. L'urine un peu moins trouble. Mais un frisson violent se déclare vers deux heures et dure jusqu'à 9 heures du soir. Douleurs de rein. Sulfate de quinine. — *16 juin*. Nouvel accès de fièvre. Les jours suivants, même état, quelques frissons, et toujours du ténesme. Cependant la fièvre se calme après quelques jours. Cet état dure ainsi sans grand changement jusqu'au milieu du mois de juillet. Mais la malade a beaucoup maigri et tousse un peu. — *30 juillet*. On fait la dilatation du col de la vessie et de l'urèthre mais sans obtenir d'amélioration. Quelques jours après la malade sort de l'hôpital. — J'ai su, d'une source certaine, que cette malade était morte quelques mois plus tard avec tous les signes d'une phtisie pulmonaire.

L'observation précédente que j'ai donnée avec tous les détails que j'ai pu retrouver dans mes notes, a pour moi d'autant plus d'importance que c'est la première que j'ai pu recueillir.

Ce fait m'avait frappé par l'acuité et la persistance des symptômes, et surtout à cause de la difficulté du diagnostic de la cause.

On n'avait, en effet, pensé aucunement à la tuberculose urinaire, alors encore peu connue, mais on avait cherché, quoique en vain, la présence d'un calcul ou d'un corps étranger. Le caractère rebelle de la cystite purulente chez une femme jeune encore, était cependant un signe probable de la tuberculose de la vessie. La fréquence extrême de la miction, les douleurs presque continues, accompagnées d'épreintes qu'éprouvait la malade, tels étaient les caractères les plus saillants, unis à la purulence de l'urine.

L'amaigrissement rapide de la malade pouvait, il est vrai, s'expliquer par l'état de souffrances dans lequel elle vivait, et aussi par la perte du pus qu'elle rendait par la vessie. Plus tard, lorsqu'elle eut les phénomènes pulmonaires qui précédèrent sa mort, le doute n'était plus permis.

Enfin, parmi les malades que j'ai pu observer, c'est elle qui a subi les médications les plus variées, mais aucune n'ayant eu un résultat satisfaisant, sauf l'incision du col de la vessie, qui, en supprimant le spasme dû à la contraction du sphincter, a été pendant quelque temps une cause d'amélioration.

Ici, les fongosités très petites et peu saillantes n'ont été considérées que comme un phénomène accessoire dans l'évolution de la maladie, car lorsque la malade est entrée à la Charité, les symptômes de la cystite dominaient tous les autres. On peut se demander si, dans ce cas, il n'en existait pas en assez grande abondance dans les parties profondes de l'urèthre, donnant lieu à la douleur très aiguë que provoquait le passage d'une sonde.

OBS. II. — Marie X..., 28 ans, mariée, sans enfants. Entre dans le service de M. Verneuil, à l'hôpital de la Pitié, le 26 mars 1879. Cette femme, maigre, brune, petite, entre à l'hôpital pour une affection douloureuse de l'urèthre, s'accompagnant de douleurs au moment de la miction, de difficulté pour conserver la position assise, et d'écoulement qui tache son linge.

En l'examinant, on constate au niveau du méat une masse fongueuse, rougeâtre, saillante, dont les replis cachent l'orifice de l'urèthre.

Ces végétations ont un volume total qui égale celui de l'extrémité de l'index. Le moindre attouchement arrache des cris à la malade. L'introduction du doigt dans le vagin est aussi pénible, car il y a du vaginisme. Un léger écoulement purulent sort de l'urèthre et aussi du vagin.

L'urèthre forme un bourrelet saillant dans le vagin, quand on explore avec le doigt.

La malade se plaint d'avoir des envies fréquentes d'uriner, et des douleurs qu'elle éprouve pendant et après la miction. L'urine laisse déposer un peu de pus.

Les rapports sexuels sont impossibles à cause de la douleur, depuis 2 mois, date du début de l'affection.

28 *mars*. On endort la malade. On fait la dilatation de l'urèthre et du vagin, sans toucher aux fongosités. L'hémorrhagie est presque nulle. — 29 *mars*. La malade est soulagée, l'urine passe plus facilement et avec moins de douleurs. La station assise est plus facile. Mais elle a toujours des envies fréquentes d'uriner. La sonde introduite dans la vessie ne fait rien découvrir d'anormal. Pendant les jours suivants, l'amélioration obtenue par l'opération a diminué et les phénomènes antérieurs reviennent rapidement. Elle souffre en marchant, en étant assise. Pendant la nuit le ténesme l'empêche de dormir.

L'urine devient plus trouble.

Elle sort le 17 avril, non soulagée, et mê.ne ayant comme phénomène pénible un ténesme assez violent succédant à la miction, et des envies d'uriner toutes les demi-heures.

Elle rentre à l'hôpital le 10 mai. L'état s'est aggravé depuis sa sortie, elle a beaucoup maigri, se plaint de maux de reins et tousse un peu. — Le *14 mai.* On cautérise ses végétations urèthrales avec une solution de nitrate d'argent à parties égales. En même temps on refait une dilatation de l'orifice vulvaire contre le vaginisme concomitant. Les douleurs qui suivirent l'opération furent très vives et très persistantes. Les bains prolongés la soulagèrent cependant.

Le *22 mai.* Son état est peu amélioré ; le ténesme la tourmente nuit et jour, l'urine dépose du mucus. Les végétations très diminuées sont toujours douloureuses, aussi la malade ne peut s'asseoir sans une vive douleur. Opium. — Le *25 mai.* On constate une détente légère, la malade se sent soulagée, elle a dormi cette nuit. — *26 mai.* Elle demande à sortir malgré l'état de faiblesse dans lequel elle se trouve.

J'ai pu revoir cette malade deux fois avant la fin de l'année 1872, car son mari était garçon à l'amphithéâtre des hôpitaux, où j'étais alors prosecteur. Son état alla en s'aggravant. La vessie devint de plus en plus malade ; l'urine de plus en plus trouble. L'état général devint très mauvais et l'amaigrissement énorme. Des maux de rein insupportables la faisaient beaucoup souffrir.

Le poumon devenait malade, car elle toussait et se plaignait de douleurs dans la poitrine. Elle mourut au mois de janvier 1874, avec les symptômes d'une tuberculose très rapide.

L'observation de cette jeune femme nous fournit encore un bel exemple de cystique et d'uréthrite rebelles, avec urines purulentes et résistant, excepté momentanément, à tous les moyens de traitement employés.

L'affection, dans ce cas, paraissait cependant nettement i liopathique ou primitive, d'autant plus qu'elle s'accompagnait d'un phénomène de voisinage qu'on retrouve souvent dans les polypes ordinaires, c'est-à-dire un certain degré de vaginisme.

Un seul signe aurait pu permettre d'éviter, je ne dis pas l'erreur, puisqu'au début les phénomènes vésicaux étaient peu accentués, mais, au moins, aurait pu faire penser à une lésion concomitante, c'est la présence du pus, sortant par le canal de l'urèthre. Mais l'uréthrite étant commune chez la femme, il était difficile de s'arrêter à l'idée de tuberculose.

Ce n'est que lorsque le caractère rebelle de l'affection vésicale succéda à la cautérisation des polypes qu'on a pu penser à la tuberculose.

Obs. III. (1) — Le 20 février 1878, entre dans le service de M. Cusco, suppléé par M. Terrillon, la jeune X... âgée de 25 ans.

Cette malade n'accuse dans ses antécédents qu'une métrorrhagie, qui se produisit il y a un an et dura un mois. Elle ne paraît pas avoir été symptomatique d'une fausse couche.

- Le 10 février, à la suite de quintes de toux répétées, dont elle souffrait depuis quelque temps, elle éprouva des douleurs assez vives venant d'une petite tumeur située à la partie supérieure de la vulve, au niveau de l'urèthre. Il s'agissait d'une tumeur frangée qu'elle sentait depuis quelque temps déjà en explorant avec le doigt. Elle fit sur cette tumeur quelques applications d'eau blanche ; mais en raison de souffrances croissantes, de l'impossibilité où elle fut bientôt de s'asseoir et de marcher, elle demanda à entrer à l'Hôtel-Dieu, où elle fut reçue le 12 février, dans le service de M. Germain Sée.

Dans son examen, M. Raymond la trouve atteinte d'*albuminurie* avec œdème des membres inférieurs et un peu d'ascite : il y a en outre un malaise général assez prononcé avec inappétence, et une toux assez fréquente sans signes physiques bien caractéristiques du côté de la poitrine. Elle perd en blanc, mais pas plus que d'habitude, elle souffre en urinant et présente au niveau du méat urinaire la tumeur dont elle a parlé, qui est du volume d'une petite noix et forme une saillie globuleuse, rouge, framboisée. Elle est soumise à un traitement palliatif à l'égard de cette dernière, et on s'occupe surtout de son albuminurie.

Le 16 (elle précise bien la date), la malade commence à perdre involontairement ses urines : M. Raymond fait alors appeler M. Terrillon et la confie à ses soins. A ce moment, 20 février, les grandes et les petites lèvres sont œdématiées, douloureuses, recouvertes d'un enduit blanc pultacé ; le contact irritant de l'urine détermine une cuisson vive et continue ; car, dans le moindre effort, au plus petit accès de toux, l'urine est expulsée, sans que la malade puisse la retenir, et elle est constamment mouillée par le liquide urinaire.

L'orifice uréthral est marqué en partie par une saillie, framboisée, formée d'une série de papilles plus ou moins volumineuses, isolées ou ayant une base commune.

L'exploration, pénible pour la malade, ne dénote rien autre chose. Une sonde de femme pénètre facilement dans l'urèthre et la vessie et ne ramène que quelques gouttes d'urine. L'utérus ne présente rien d'anormal. On prescrit des bains et des topiques émollients. M. Terrillon, attend que les symptômes, très aigus actuellement, soient amendés, pour pratiquer un examen plus complet.

---

(1) Obs. recueillie par M. Bruchet, interne du service.

23 *février*. La malade souffre et se plaint toujours beaucoup. L'incontinence d'urine persiste, aussi complète: Elle mange peu, mais n'a pas d'accès fébrile. La langue est blanchâtre, le ventre est volumineux, et la percussion paraît dénoter encore un peu d'ascite ; il n'y a plus d'œdème des membres inférieurs. A l'examen local de la région vulvaire, on ne constate presque pas de modifications. La masse qui masquait l'urèthre a diminué légèrement de volume.

Le toucher vaginal est toujours douloureux et les parois du vagin donnent au doigt une sensation de chaleur intense.

Sur le trajet de l'urèthre on perçoit une saillie très notable, arrondie, dure et douloureuse ; la pression sur elle ne fait sourdre que quelques gouttes d'urine ; du vagin s'écoule un peu de pus.

Les culs-de-sac vaginaux sont libres et il n'y a pas trace de phlegmon anté–utérin comme aurait pu le faire supposer l'œdème considérable de la région vulvaire.

28 *février*. La malade a eu quelques frissons après son bain, et le soir la température est de 40°,4. Cependant nous ne constatons aucune affection viscérale. L'œdème des grandes et des petites lèvres a beaucoup diminué et la malade a commencé à garder ses urines (de 5 à 8 h. du matin).

1er *mars*. Au moyen d'une sonde à boule, M. Terrillon injecte dans l'urèthre quelques gouttes de solution de nitrate d'argent à 1/50.

Le cathéterisme est douloureux ; l'injection elle-même l'est très peu. Cautérisation de la masse bourgeonnante avec un crayon de nitrate d'argent mitigé et neutralisation immédiate au chlorure de sodium.

La température le soir est à 39°,8. L'examen de l'urine, qu'on peut maintenant recueillir, ne révèle pas d'albumine.

2 *mars*. La température du matin s'élève à 37°, 2, le soir elle atteint 40°, 3.

3 *mars*. Toute la partie cautérisée de la tumeur a été éliminée et il reste au pourtour de l'urèthre une petite masse rouge framboisée, humide. L'état de la malade est assez bon. Elle a gardé ses urines pendant quelques heures ce matin, puis elles ont continué à s'écouler malgré elle. Le méat urinaire est toujours occupé par une saillie rouge, bourgeonnante, à la surface de laquelle on ne constate plus de débris sphacélés. Il n'y a presque plus d'œdème, plus de douleur au toucher vaginal. La malade ne souffre que lors de l'écoulement de l'urine qui provoque une cuisson assez vive à la partie inférieure de la vulve. L'urine est purulente.

M. Terrillon pense que nous avons eu affaire à une *uréthrite végétante* ; un degré plus grand d'acuité est survenu sous l'influence de la cautérisation, et de là l'œdème de voisinage et le sphacèle d'une partie de la masse, qui n'avait jamais présenté de pédicule comme un polype. La température du matin est normale ; celle du soir est toujours élevée 40°). Cette élévation vespérale ne nous est guère expliquée ; la angue se nettoie, bien qu'il n'y ait pas encore grand appétit ; ιous ne constatons nulle part rien qui puisse rendre compte d'une fièvre aussi vive ; il est vrai qu'elle a toujours quelques quintes de toux sèche. Le ventre a aussi diminué et on ne retrouve plus les signes d'ascite légère que nous avions cru découvrir au début.

4 *mars*. Nouvelle cautérisation de la muqueuse uréthrale avec la solution d'argent au 1/50 et cautérisation des bourgeons végétants avec le crayon mitigé (ce dernier attouchement assez douloureux.) Température soir 39°,8.

5 *mars*. Température soir 38°, 8.

6 *mars*. Hier la malade a gardé son urine toute la journée et toute la nuit, et elle a encore uriné volontairement ce matin quelques instants avant la visite. L'amélioration s'accentue donc, et vient confirmer le diagnostic porté et l'heureuse modification produite par le nitrate d'argent.

Le méat est toujours au milieu d'une saillie rouge, granuleuse. On pratique une nouvelle instillation et une nouvelle cautérisation. L'urine recueillie ne présente pas trace d'albumine mais contient du pus. Vers 5 heures du soir, il y a un peu d'écoulement involontaire de l'urine. La température de la peau paraît au toucher peu élevée.

7 *mars*. La température du soir est de 38°, 2.

8 *mars*. La malade a retenu son urine pendant toute la journée et toute la nuit, sauf pendant une heure. Malgré cette amélioration de l'état local la malade a peu d'appétit, elle ne mange guère que des potages, et elle s'amaigrit, la langue est cependant bonne, humide et non saburrale. On fait une nouvelle injection et la température du soir est à 39°, 4.

9 *mars*. La malade est moins bien. Elle éprouve un malaise général, se plaint d'avoir mal à la tête, la bouche mauvaise, amère : elle a eu de l'incontinence pendant une bonne partie de la journée. La température, le soir, est à 39°.

17 *mars*. Trois autres injections modificatrices et cautérisations ont été pratiquées : l'amélioration de l'affection uréthrale est de plus en plus prononcée ; et l'incontinence n'apparaît que parfois 1 h. ou 2 h. de la journée. Mais la malade est encore obligée d'uriner très souvent et l'état général reste mauvais ; chaque jour de l'après-midi, elle est prise d'un état fébrile qui continue le soir et n'a cédé qu'en partie au sulfate de quinine. Elle éprouve, en outre, de la céphalalgie, peu d'appétit.

Une toux sèche, quinteuse, d'irritation dit-elle, la tourmente souvent et est cause du peu d'incontinence qui se montre parfois.

Elle a notablement maigri, à l'auscultation minutieuse des sommets, on n'entend cependant rien de bien anormal. Le 14, la température du soir était 38°, 8, le 15 de 38°, 4.

21 *mars*. Hier, septième injection et cautérisation. L'incontinence a à peu près disparu complétement. Il n'y a plus depuis longtemps déjà d'œdème vulvaire. Même état général mauvais. Toux fréquente, fatigante.; chaque jour la fièvre reparaît dans l'après-midi ; pas d'appétit ; sueurs légères de temps en temps. On soupçonne de plus en plus la tuberculisation pulmonaire, dont nous n'avions pas eu jusqu'à ce jour de signes phy-

siques. Aujourd'hui, voici ce qu'on constate : en avant et du
côté droit, douleur à la pression dans les espaces intercostaux,
pas de modification appréciable de la sonorité, ni du bruit
respiratoire. A gauche et en avant, à la fin de l'inspiration,
on entend deux ou trois râles secs, le murmure vésiculaire
rude. En arrière, la respiration est très faible de chaque côté
dans la fosse sus-épineuse, et en dedans de l'omoplate l'expiration est soufflante et prolongée. La température du soir
donne pour le 19 mars 39°, 8 et pour le 20 mars 40°.

27 *mars*. La malade a des oscillations de mieux et de plus
mal. Pendant deux ou trois jours, elle a vomi, et n'a pu se
lever. Hier, les vomissements ont cessé. Elle se plaint beaucoup de la toux qui est très-fatigante.

L'amaigrissement est considérable et ne peut être mis que
sur le compte de la tuberculose commençante. Au sommet
gauche signes plus accentués ; quelques râles humides. Température soir 39°, 7, le 28, température soir 39°, 5, le 29, trois
à quatre *mictions volontaires* par jour seulement. Température soir 39°, 8.

15 *avril*. L'état général de notre malade a continué à baisser
de plus en plus, l'amaigrissement a fait de grands progrès.
Elle tousse beaucoup et se plaint vivement de la partie supérieure *du côté gauche*.

A ce niveau, douleur à la pression dans les espaces intercostaux, dans le creux sus-claviculaire et en arrière au-dessus de la fosse sus-épineuse. A la percussion, en avant, ma-
tité relative très prononcée ; à l'auscultation, souffle presque
amphorique avec gargouillements quand on fait tousser la
malade. Mêmes signes stéthoscopiques moins prononcés en
arrière et du même côté. A droite peu de chose. Toujours fièvre intense le soir.

Du côté de l'urèthre, les symptômes fonctionnels sont assez
satisfaisants ; mais le bourgeonnement qui entoure le méat
existe toujours et a même augmenté un peu depuis qu'on a
cessé les cautérisations ; il forme une sorte d'entonnoir, pré-
cédant l'ouverture de l'urèthre. Notons enfin un certain em-
pâtement de tout le ventre qui n'est cependant pas douloureux : en raison de ce fait, M. Cusco prescrit plusieurs petites
doses successives d'huile de ricin ; et la malade prendra en
outre, chaque jour, 3 pilules stibiées de 0, 002 milligrammes.

20 *avril*. Facies meilleur : la toux est moins fréquente ; les
pilules qui ont été portées à 5 ont déterminé un peu de diar-
rhée.

28 *avril*. L'amaigrissement et l'affaissement de la malade
ont repris leur cours désolant, les clavicules sont comme sou-
levées et détachées du thorax dont elles sont séparées par une
énorme dépression. A gauche et en avant les signes caver-
neux se sont rapidement accentués ; il doit y avoir une exca-
vation de très grande dimension occupant tout le lobe supé-
rieur ; on entend en effet un souffle *amphorique* avec retentis-
sement métallique de la toux et gros gargouillements. En
arrière, le souffle est moins amphorique, etc. A la base du
poumon la respiration est meilleure, à peu près normale.

A droite, lésions beaucoup moins avancées. Il n'y a guère qu'en arrière où on entend quelques râles humides et du souffle à l'expiration.

Notre malade est transportée de nouveau dans le service de M. Sée où elle ne tarda pas à succomber aux progrès de la phtisie.

A l'autopsie, on trouve les lésions tuberculeuses avancées des deux poumons. L'utérus n'aurait rien présenté. Il existait quelques ulcérations arrondies sur la muqueuse vésicale, les reins contenaient des granulations.

On aurait remarqué quelques tubercules sur les ovaires.

La muqueuse uréthrale n'a pas été examinée.

Tels sont les seuls renseignements qu'on a pu avoir sur l'autopsie faite par un externe du service.

Le fait le plus saillant qu'on peut relever dans cette observation est le volume qu'avait atteint l'agglomération de fongosités saillantes à l'orifice de l'urèthre. Pressées les unes contre les autres et ayant un aspect framboisé tout à fait spécial, elles formaient par leur ensemble une véritable tumeur, au sommet de laquelle, l'orifice uréthral était absolument masqué ou difficile à trouver.

La présence de la cystite rebelle et des troubles de l'urine me fit penser, sans grande hésitation, à la tuberculose de la vessie et de l'urèthre.

L'état général, qui s'aggrava rapidement, vint bientôt rendre mon diagnostic plus certain. Aussi, au lieu de chercher à faire l'ablation de ces fongosités qui, pour moi, n'étaient que symptomatiques, je me contentai d'essayer de réprimer leur développement et de diminuer l'irritation uréthrale par des instillations d'une solution de nitrate d'argent.

Ce moyen parut d'abord donner quelque soulagement, mais celui-ci ne fut que passager. Bientôt, les phénomènes de tuberculisation généralisée s'accentuèrent rapidement et ne me permirent pas de continuer cette médication.

L'autopsie fut malheureusement très incomplète, mais elle révéla cependant, d'une façon très nette, la certitude de la tuberculose pulmonaire et génito-urinaire.

Obs. IV (1). — La nommée Bergerin, âgée de 42 ans et exer-

---

(1) Recueillie par M. Carafi, interne du service.

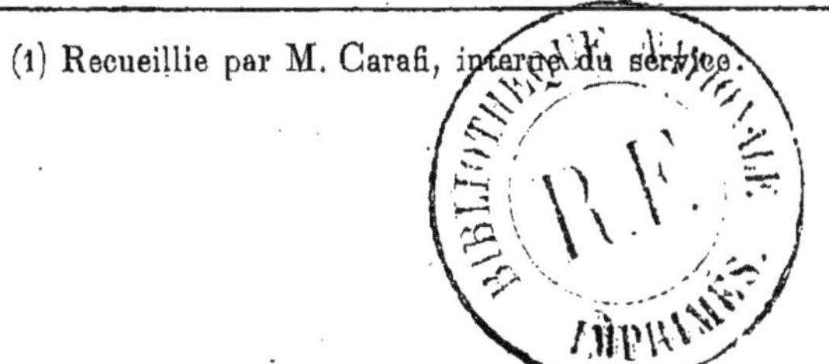

çant la profession de couturière, est entrée pour la première fois, à l'hôpital de la Pitié, dans le service de M. Polaillon, le 8 novembre 1878.

Elle accusait de très-vives souffrances au moment et dans l'intervalle des mictions. D'après les renseignements que nous avons pu nous procurer, les urines n'offraient aucune altération pathologique quant à leur composition, mais elles étaient excrétées très souvent et chaque miction ramenait une crise douloureuse intolérable ou augmentait l'intensité des souffrances, presque continues, dont elle était accablée depuis quelques semaines.

En dehors des mictions, elle éprouvait presque continuellement une sensation douloureuse dans les parties.

A l'examen direct, on constata la présence de deux ou trois gros polypes, rouges, montrant toutes les apparences des polypes ordinaires de l'urèthre chez la femme. Ils remplissaient presque complètement le canal et faisaient saillie au dehors par le méat urinaire. Le traitement consista dans la torsion et l'arrachement. Au bout d'un mois, la malade quittait le service complètement soulagée, et on la considéra comme définitivement guérie.

Le 10 février 1879, elle se présente de nouveau à M. Polaillon, accusant des souffrances plus vives que jamais, continuelles, mais s'exaspérant par la miction, laquelle arrache des cris à la malade ; son état général est notablement altéré.

On pratique un examen très minutieux de la vessie, avec une sonde de femme, après avoir injecté 100 gr. d'eau pour la distendre ; puis on s'est servi d'une sonde d'homme en argent. Cet instrument explorateur donna un choc qui, quoique peu distinct, fit croire à l'existence d'un corps étranger ou d'un calcul mou. La malade affirmait énergiquement qu'elle n'avait jamais introduit aucun corps étranger et qu'il fallait abandonner cette supposition. Cette exploration détermina une hémorrhagie peu abondante ; elle s'arrêta spontanément.

Les urines étaient un peu purulentes, surtout celles du matin, et laissaient déposer un sédiment jaunâtre composé de globules de pus. L'urine décantée ne contenait pas d'albumine.

28 *février*. On fait une seconde exploration de la vessie avec la sonde munie d'un microphone. Il fallut, à partir de ce moment, abandonner définitivement l'idée d'un corps étranger, calcul ou autre, car l'instrument promené soigneusement sur toute la surface vésicale ne donna aucun son inégal.

Le diagnostic fut : cystite purulente de cause inconnue.

Le traitement institué consista dans l'usage de tisanes légèrement diurétiques et d'injections vésicales d'eau phéniquée, au cinquantième.

La première injection détermina d'horribles douleurs pendant près d'une heure et une grande tendance à la syncope.

La malade accusait la sensation de brûlure dans les parties et dans le ventre. Le lendemain, apparut un peu d'œdème des grandes et des petites lèvres.

1er *mars*. Injection phéniquée au centième tous les matins. Elles étaient très douloureuses, ce qui ne doit point étonner, puisque la simple introduction de la sonde faisait pousser des cris à la malade.

30 *mars*. Les injections sont mieux tolérées, mais la suppuration de la vessie reste stationnaire, si elle n'augmente pas. Dès qu'on introduit la sonde, il s'écoule une quantité abondante de pus fétide, crémeux, qui peut être évalué à 3 ou 4 cuillerées à bouche. La malade perd son appétit et ses forces, et elle ne peut plus quitter le lit. Elle a beaucoup de peine à retenir ses urines, qui s'échappent presque continuellement. A ces phénomènes sont venus s'adjoindre ceux de l'urémie, à forme gastro-intestinale et dyspnéique. Presque tous les soirs, elle vomit ses aliments et, quand les vomissements font défaut, elle est en proie à une dyspnée que rien n'explique, si ce n'est la résorption de l'urée ou du carbonate d'ammoniaque au niveau de la vessie ulcérée. Dans ces derniers jours, elle éprouve aussi des douleurs rénales très fortes, à gauche, principalement. Même traitement local, ventouses sèches contre la dyspnée ; cataplasmes laudanisés sur les lombes.

10 *avril*. L'état général est le même. Les douleurs rénales sont beaucoup plus intenses. Une injection de chlorhydrate de morphine (un centigramme) détermine des vomissements pendant 24 heures.

Vers la fin d'avril on essaie les capsules de térébenthine, mais elles augmentent encore le dérangement des fonctions gastriques et on est forcé de les suspendre au bout de trois jours. Prescription. Bière et viande crue.

30 *juin*. Rien de changé du côté de la vessie. On analyse les urines après décantation et on constate l'absence complète d'albumine. Les douleurs rénales sont moins intenses. Les injections sont mieux supportées ; elles sont presque indolores. Les vomissements incoercibles viennent très irrégulièrement tous les 3 ou 4 jours, le soir. Ils exercent sur l'état général une certaine amélioration, la somnolence diminue et les accès de dyspnée, sans altération thoracique, sont plus rares. On conseille à la malade de se lever après le déjeuner. Elle est extrêmement faible.

20 *juillet*. Au moment où M. Terrillon prend le service, sur le récit des antécédents de la malade, des caractères des urines, de la persistance de cette suppuration vésicale sans cause saisissable ; se rappelant des cas analogues observés par lui dans les hôpitaux, il émit l'opinion que nous avions probablement affaire à une cystite tuberculeuse. Ce diagnostic attira de nouveau notre attention sur l'examen des organes thoraciques, mais, pas plus cette fois-ci que les précédentes, nous ne découvrîmes aucun signe certain de tuberculose pulmonaire. Il n'y avait d'anormal dans les bruits pulmonaires, que quelques râles sibilants très rares et disséminés un peu partout. Comme traitement, on continua les injections vésicales d'eau phéniquée ; tisane de stigmates de maïs, à laquelle on ajoutait deux cuillerées à bouche de sirop de stigmates de maïs, par litre de tisane.

7 *août*. Le premier jour, le sirop de stigmates de maïs donné seul, provoque quelques vomissements, mais, à partir du mo-

ment où on l'administre selon la prescription, il est bien toléré.

15 août. Les urines paraissent un peu moins purulentes, la vessie est moins sensible. La malade qui redoutait jusqu'a ce jour les injections phéniquées les réclame quand on tarde trop à les lui administrer, l'appétit est un peu meilleur. Cette

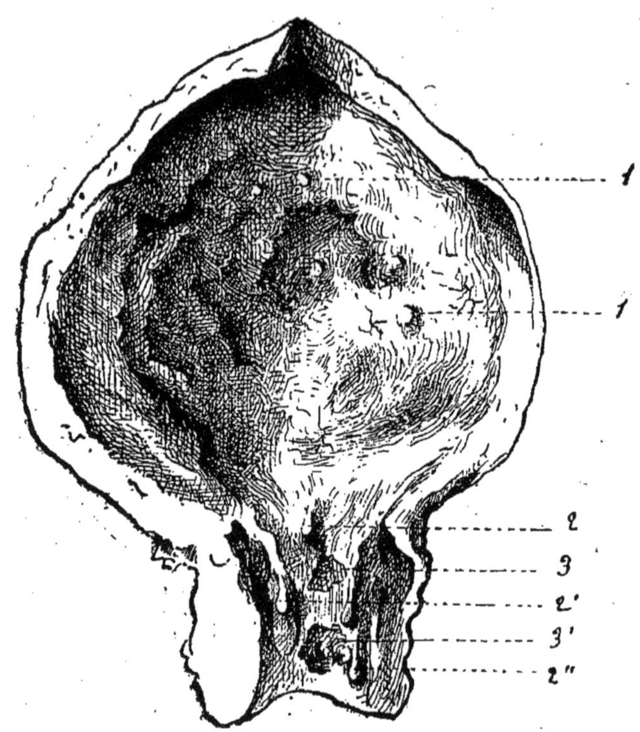

Fig. 1.— 1, 1', Granulations tubercu'euses de la muqueuse vésicale.— 2, 2', 2'', Excroissances polypeuses. — 3, 3', Ulcérations tuberculeuses du col de la vessie.

amélioration passagère ne nous trompe point, attendu que les allures de la maladie ont toujours été rémittentes.

5 septembre. L'état général de la malade s'est sensiblement aggravé, elle est en proie à une somnolence invincible ; très-affaiblie, continuellement menacée d'une lypothimie ou d'une syncope..

7 septembre. Elle expira au milieu de la nuit sans aucune secousse et par les progrès de l'urémie. Pendant toute son évolution la maladie a été complétement apyrétique. L'incontinence d'urine est allée en augmentant, de façon que, dans les derniers temps, elle ne pouvait plus retenir ses urines qui mouillaient sans cesse son lit. Dès qu'on poussait l'injection avec une certaine vitesse, de façon à permettre l'augmentation

de tension dans la vessie et la distension de ses parois, le liquide injecté sortait mélangé de sang.

Malgré le décubitus prolongé pendant plusieurs mois il n'y
avait pas d'eschare au sacrum. Point de toux, pas même dans
les dernières semaines. La malade n'avait jamais craché de
sang.

AUTOPSIE. — Tous les organes urinaires sont atteints par
la tuberculose qui a laissé des traces considérables, dont voici
les détails (*Fig. 1*).

Toute la surface de *la vessie* et de *l'urèthre* est noirâtre, mar-
brée et présente un grand nombre d'ulcérations, ayant dé-
truit la muqueuse et laissant à nu, les fibres musculaires
sous-jacentes.

Ces ulcérations sont festonnées, à bords déchiquetés et for-
tement pigmentés. Sur toute la surface, se trouvent disséminées des granulations jaunes, opaques, saillantes, dont plusieurs sont en voie d'ulcération.

Enfin, et c'est là le point important, sur lequel, il est néces-
saire d'insister ; on trouve, vers le milieu de l'urèthre et dans
le voisinage du col de la vessie, plusieurs petits polypes absolument semblables à ceux qui avaient été enlevés au niveau
de l'orifice de l'urèthre. Appendues à un pédicule mince, ces
petites tumeurs sont d'un rouge vif, indiquant leur grande
vascularité ; elles sont de différents volumes et au nombre
d'environ 5 ou 6.

Elles représentent donc nettement ces fongosités uréthrales
écrites par les auteurs, et occupant dans quelques cas,
presque toute la surface de la muqueuse uréthrale, de façon
à oblitérer presque complétement le calibre du canal.

Il suffit d'ajouter pour terminer ce qui a trait à ces organes
que l'orifice uréthral déprimé et légèrement induré présente
les apparences d'une cicatrice circulaire.

Le *rein* du côté gauche, présente à son suprême degré la
désorganisation presque complète que produit ordinairement
la tuberculose ancienne. Les pyramides sont complètement
détruites, et la substance corticale seule conservée, quoique
malade, forme une série d'arcades festonnées. Toute la partie
interne du rein ainsi que le bassinet et l'uretère, sont remplis
de pus et de détritus caséeux et présentent les signes d'une
inflammation chronique très intense.

Le *rein* du côté droit, ne présente qu'un groupe de 7 à 8
granulations tuberculeuses jaunes, saillantes à la surface.
L'altération était donc ici à son début. Les capsules surrénales,
surtout celles du côté gauche, sont remplies de matières ca-
séeuses. — L'*utérus* et l'*ovaire* sont intacts.

Le *poumon gauche* est rempli en totalité de granulations
jaunes assez volumineuses, disséminées dans tout l'organe.

On ne trouve que quelques foyers caséeux dans le sommet
du *poumon droit*. Les autres organes ne présentent aucune
altération appréciable.

Cette observation que je dois à l'obligeance de mon collègue M. Polaillon, que j'ai remplacé pendant quelque temps à l'hôpital de la Pitié, est particulièrement intéressante.

Chez cette malade, au moment où on put l'examiner pour la première fois, elle présentait déjà, en même temps que des polypes uréthraux, des phénomènes vésicaux assez marqués. Cependant, comme l'urine n'était pas altérée et que l'urèthre paraissait être seul en cause, l'ablation des polypes était nettement indiquée.

Aussi, leur ablation amena-t-elle un soulagement et même une guérison apparente. Mais bientôt les phénomènes douloureux du côté de la vessie, les troubles de la miction et l'altération des urines firent penser à une lésion plus profonde.

Tous ces symptômes firent penser, et avec raison, à la possibilité d'un calcul vésical ou d'un corps étranger. Cependant, l'exploration méthodique, pratiquée au moyen d'un instrument aussi délicat que le microphone, ne fit rien découvrir. C'est alors que la persistance des phénomènes ne laissa aucun doute sur l'évolution de l'affection tuberculeuse.

Cette persistance, comme l'a très bien fait remarquer M. Tapret, dans son mémoire, c'est là un des caractères les plus saillants de la tuberculose de la vessie. Ici, encore, l'abondance du pus rendu par les urines tenait à la présence, non seulement des ulcérations vésicales et de la cystite, mais aussi à la suppuration et à la désorganisation du rein gauche.

Quant à la question si importante qui consiste à savoir si les polypes de la muqueuse de l'urèthre peuvent être considérés comme une lésion primitive ou idiopathique, je crois qu'on peut la résoudre de la façon suivante.

Ces polypes sont très certainement le résultat d'une inflammation chronique et d'une irritation de la muqueuse. Or, l'évolution des granulations tuberculeuses dans l'épaisseur de la muqueuse est d'abord une cause d'irritation avant d'être une cause de troubles dans les caractères de l'urine, l'ulcération ne se produisant qu'au bout d'un temps assez long. Chez notre malade, la première irritation a provoqué la formation des polypes et leur cortège symptomatique ordinaire, c'est-à-dire les phénomènes douloureux.

Leur ablation a donc amené une amélioration, mais cette dernière n'a duré que jusqu'à l'époque de la formation des ulcérations uréthro-vésicales. On pourra remarquer aussi que l'affection a débuté par l'urèthre pour gagner la vessie, et probablement aussi, secondairement, le rein gauche (tuberculisation ascendante) ainsi que le prouve l'altération tardive de l'urine par du pus.

Je n'hésite donc pas à admettre que les fongosités polypeuses ont dû être le résultat de l'altération tuberculeuse de la muqueuse uréthrale, donnant ainsi, par leur présence à la tuberculose de cet organe, un appareil symptomatique très sérieux dès le début. Sans eux, la tuberculose urinaire n'aurait peut-être donné lieu à des symptômes évidents, qu'après un temps assez long, c'est-à-dire au moment de l'apparition des ulcérations.

Comment peut-on expliquer la formation de ces végétations polypeuses survenant sous l'influence de la tuberculisation de l'urèthre? Telle est la question qui demanderait à être examinée avec soin. Il est assez difficile de donner de cette formation une explication bien nette, puisque la tuberculisation provoque, le plus souvent, la destruction des parties atteintes.

Cependant, il doit se passer ici un phénomène analogue à celui qui se passe dans le larynx. Nous savons en effet que la tuberculisation du larynx donne lieu non seulement à des ulcérations, mais aussi à des végétations polypeuses. Il se produit aux dépens de la muqueuse ulcérée un bourgeonnement hypertrophique en forme de chou-fleur ou de crête de coq, espèce de polype plus ou moins volumineux, dont la présence peut oblitérer plus ou moins la glotte (Khrishaber et Peter) (1). Les mêmes auteurs parlent également de ces excroissances polypeuses, qu'on trouve à l'examen laryngoscopique.

---

(1) In Dic. Encycl. des sc. méd., t. I, 2e série, article Larynx, p. 646.

On voit donc qu'il y a similitude entre ces excroissances du larynx et celles de l'urèthre de la femme.

Conclusions : Les excroissances polypeuses de l'orifice uréthral de la femme peuvent présenter, au point de vue de leur étiologie, deux variétés distinctes.

Les unes sont idiopathiques ou ne reconnaissent qu'une cause irritante légère. Le pronostic est bénin. L'ablation dans ce cas amène rapidement la guérison. Elles sont les plus fréquentes.

Les autres, au contraire, quoique possédant les mêmes caractères extérieurs que les précédentes, accompagnent ou précèdent l'uréthrite ou la cystite tuberculeuses, dont elles constituent un symptôme important.

Leur pronostic est grave à cause de l'affection générale. Elles peuvent servir à établir le diagnostic de la tuberculose des organes urinaires souvent si difficile chez la femme.

Le traitement n'amène qu'un soulagement nul ou seulement momentané.

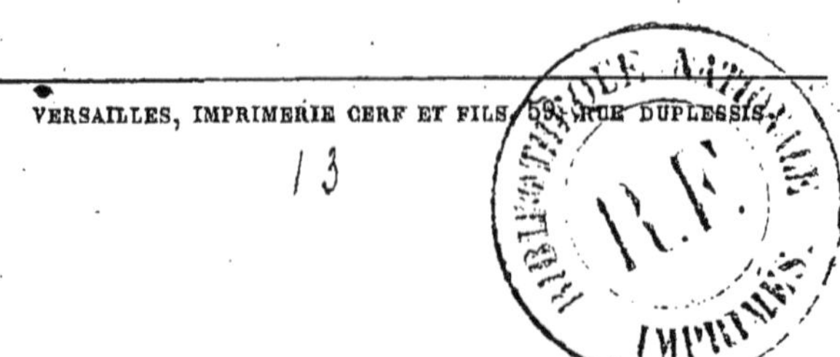

VERSAILLES, IMPRIMERIE CERF ET FILS, 59, RUE DUPLESSIS.